I0424933

# DESINTOXICACIÓN COMPLETA CON VITAMINAS

AUMENTA TU SALUD CON VITAMINAS HIDROSOLUBLES Y LIPOSOLUBLES, MEJORA TU PIEL, TU PELO, TUS UÑAS Y TU APARIENCIA

Jessy M. Brown

Primera Edición

# Índice

# Introducción

Las vitaminas son nutrientes esenciales, que forman parte de un proceso necesario que ayuda a liberar energía de los alimentos dentro de su composición y de los que se consumen para mantener la piel, los nervios y los glóbulos rojos en modo de rejuvenecimiento constante.

Los dos tipos de grupos de vitaminas se clasificarían como vitaminas liposolubles y vitaminas hidrosolubles. Las vitaminas liposolubles son las vitaminas A, D, E y K y todas ellas se encuentran generalmente en el contenido de grasa de los alimentos. Las fuentes de estos también pueden encontrarse en productos alimenticios como aceites vegetales, nueces, yema de huevo, aceite de pescado, granos enteros y verduras de hoja verde intenso.

En cuanto a las vitaminas solubles en

agua, éstas vienen en forma de complejos de vitamina B, C y B. Contiene elementos como tiamina, riboflavina, niacina, folato, biotina y ácido pantoténico que son todos los que el cuerpo necesita para llevar a cabo funciones específicas que garanticen un funcionamiento óptimo de todos los sistemas del cuerpo.

Todos estos ingredientes vitales que el cuerpo necesita y no puede obtener de la dieta diaria pueden obtenerse tomando las combinaciones y cantidades apropiadas de multivitaminas y suplementos minerales. Sin embargo, se debe tener cuidado al tomar estas vitaminas y minerales, ya que algunas de ellas no funcionan bien juntas y para algunos sistemas del cuerpo pueden terminar almacenándose y eventualmente causar condiciones tóxicas. Esto es especialmente así porque otros medicamentos están siendo consumidos al mismo tiempo.

# Las deficiencias vitamínicas

El consumo de vitaminas aún no ha alcanzado el ideal en el que cualquiera pueda satisfacer las necesidades diarias del cuerpo de forma regular. Algunas de las razones incluyen el alto costo de los suplementos y minerales, los planes de dieta inapropiados, la falta de ingesta de alimentos nutritivos, la falta de disponibilidad de productos alimenticios frescos como verduras y frutas frescas y, por supuesto, la elección de alimentos poco saludables que siempre prevalece en el consumo.

## ➢ Los Riesgos

Las deficiencias vitamínicas pueden contribuir a una gran cantidad de enfermedades y también a la falta de funciones corporales óptimas. Estos pueden ser claramente mostrados en la incapacidad de la persona para funcionar diariamente con la agudeza mental y la ejecución física de las funciones de manera precisa y precisa, y la presencia de episodios frecuentes de cansancio.

Los grupos de alto riesgo que más probablemente sufrirían de deficiencias vitamínicas serían los ancianos, los adolescentes, las mujeres jóvenes o embarazadas y lactantes, los alcohólicos, los fumadores de cigarrillos, los vegetarianos, las personas en ayunas o en intervenciones dietéticas, los que abusan de laxantes, los usuarios de anticonceptivos y analgésicos y otros medicamentos para enfermedades crónicas y las personas con trastornos específicos del tracto gastrointestinal.

Además de estas personas que viven estilos de vida agitados o que tienen muy poca actividad física en sus horarios diarios, también serán otro grupo que muy probablemente sufrirá de deficiencias vitamínicas.

Algunas de las deficiencias más pronunciadas, como la falta de vitamina A, se conocen como la principal causa de ceguera evitable, enfermedades e infecciones graves que afectan a los niños. La falta de vitamina D en la dieta podría llevar a la fragilidad de los huesos, ya que esta vitamina es esencial para la formación y el crecimiento de los huesos.

El suplemento de vitamina E jugará un papel importante en el apoyo al crecimiento del cerebro y a las funciones del sistema cardiovascular y respiratorio. La falta de vitamina B también es perjudicial para el estado general de salud del sistema corporal, ya que es el elemento principal en la fabricación de los glóbulos rojos que mantiene al sistema nervioso funcionando eficientemente.

# ¿Qué tipos de vitaminas hay?

Obtener todos los requerimientos de nutrientes del cuerpo puede hacerse a través del consumo de vitaminas a diario o de forma regulada. Hay dos categorías básicas de vitaminas que son solubles en agua y solubles en grasa.

Las vitaminas solubles en agua serían las vitaminas B y C, mientras que la soluble en grasa sería las vitaminas A, D, E y K. Las vitaminas solubles en agua se eliminarían del sistema corporal de forma regular, de ahí la necesidad de consumir dosis diarias de este tipo de grupo.

Las vitaminas liposolubles suelen almacenarse en los tejidos grasos del cuerpo, de ahí la necesidad de utilizarlas para evitar retenciones innecesarias que podrían causar complicaciones médicas negativas.

## ➢ *Tipos de vitaminas*

La siguiente es una lista de algunas de las vitaminas más destacadas que se recomiendan y consumen comúnmente:

**Vitamina A** - esto juega un papel en la mejora de la vista y en el mantenimiento de las condiciones saludables de la piel. Se puede obtener de huevos, leche, albaricoques, espinacas y batatas.

**Vitamina B** - esta vitamina en particular tiene otras secciones de descomposición que incluyen B1, B2, B6, B12, niacina, ácido fólico, biotina y ácido pantoténico.

Estos generan la energía que el cuerpo necesita para las funciones diarias y también participa activamente en la producción de glóbulos rojos que transportan el oxígeno por todo el sistema del cuerpo.

Estos pueden provenir de trigo, avena, pescado, mariscos, verduras de hoja, leche, yogur, frijoles y guisantes.

*Vitamina C -* esta vitamina ayuda a fortalecer las encías y los músculos, al mismo tiempo que ayuda a curar heridas y a superar infecciones. Su principal fuente son los tomates, las coles, el brócoli y las fresas.

*Vitamina D -* fortalece los huesos y los dientes y también ayuda en la absorción del calcio.  Se puede encontrar en el pescado, la yema de huevo, la leche y algunos otros productos lácteos.

*Vitamina E -* se encarga de las funciones pulmonares y también ayuda en la formación de glóbulos rojos. Se puede encontrar en nueces, hojas verdes, avena, trigo y leche.

# Las vitaminas de los alimentos

Aunque los alimentos naturales son ricos en una variedad de vitaminas, debe tenerse en cuenta que muchas de estas vitaminas se pierden debido al almacenamiento, la cocción y la manipulación.

Por lo tanto, es importante cuidar cuidadosamente los alimentos naturales para que la integridad del producto se mantenga intacta. Algunas vitaminas no deben tomarse con otros medicamentos y algunas combinaciones de vitaminas tampoco son adecuadas.

Para obtener los mejores resultados, se debe consultar a un profesional médico para que se pueda diseñar una combinación adecuada que se adapte a las necesidades y carencias de la persona.

➢ *Fuentes*

Lo siguiente es un resumen general de las diversas fuentes de alimentos de las vitaminas más comunes:

**Vitamina A -** hígado de vacuno, pescado graso, leche, yemas de huevo y queso.

**Vitamina C -** naranjas, coles de Bruselas, fresas, brócoli, col rizada.

**Vitamina D -** sardinas enlatadas, caballa, arenque, camarones, fortifica la leche.

**Betacaroteno -** melocotones, batatas, zanahorias, espinacas, calabaza de bellota.

**Vitamina E -** aceite de germen de trigo, aceite de cártamo, aceite de girasol, espinaca, germen de trigo, mejor dicho, huevos y avena.

**Vitamina K -** verde nabo, brócoli, repollo, espinacas e hígado de res.

**Vitamina B1 (tiamina) -** germen de

trigo, jamón, hígado de res, cacahuetes, guisantes verdes, cerdo y arroz integral.

**Vitamina B2 (riboflavina)** - hígado de res, leche, yogur, aguacates, col rizada y levadura.

**Vitamina B3 (niacina)** - pollo, salmón, carne de res, mantequilla de maní, papas, semillas de girasol y ciruelas pasas.

**Vitamina B% (ácido pantoténico)** - hígado de res, huevos, aguacates, hongos, leche, nueces y verduras verdes.

**Vitamina B6 (piridoxina)** - plátanos, aguacates, carne de res, pollo, pescado, semillas y repollo.

**Vitamina B12 (cobalamina)** - hígado de res, almejas, atún, yogur, leche, queso y huevos.

**Ácido fólico (vitamina BC)** - hígado de res, espinacas, jugo de naranja, lechuga romana, remolacha, zanahorias, yema de huevo, aguacates y albaricoques.

**Biotina -** hígado de res, almendras, mantequilla de maní, huevos, salvado de avena, arroz sin pulir, carne y productos lácteos.

# ¿Como elegir las vitaminas correctas?

Incluso el plan de dieta más completo a menudo no satisface todas las necesidades diarias de ingesta nutricional de cualquier persona, desde los niños hasta los adultos. Algunas de las razones de estos desequilibrios son, por ejemplo, los planes de dietas inadecuadas, el consumo excesivo de alimentos rápidos y convenientes, y el hecho de que no haya suficientes frutas y verduras que ocupen un lugar prominente en la dieta diaria.

Aquí es donde el apoyo nutricional de las vitaminas puede ser útil. Sin embargo, sería una locura asumirlo y todas las vitaminas son adecuadas para todos por igual.

Se deben hacer algunas consideraciones, como el estilo de vida, la disponibilidad de productos alimenticios naturales, los problemas de salud individuales y otros factores que juegan un papel dominante en la decisión de la elección de la vitamina adecuada que se va a consumir.

> ### *La selección*

Casi todos los expertos médicos todavía creen que la mejor fuente de vitaminas sigue siendo los alimentos naturales, pero debido a una variedad de razones no siempre es posible obtener el requerimiento diario a través de esta única fuente, por lo tanto, la necesidad de crear un equilibrio con la adición de vitaminas en el régimen de nutrición diaria.

La mayoría de los expertos abogan por el consumo de una dosis diaria de multivitaminas, que suele ser suficiente para tratar adecuadamente cualquier carencia, si el individuo ya está en un plan de dieta bastante saludable.

Sin embargo, si el individuo ya está tomando otro medicamento para tratar otras condiciones médicas, puede no ser una opción adecuada a considerar. Algunas vitaminas no reaccionan bien a ciertos medicamentos y esto debe ser considerado cuidadosamente para evitar cualquier efecto adverso al sistema corporal mientras se toman ambas sin consultar al médico.

Las mujeres lactantes y las embarazadas necesitan toda una gama de otras vitaminas para ayudar a equilibrar cualquier carencia debida a las condiciones en las que se encuentran. Del mismo modo, los que están en el grupo de mayor edad, también pueden necesitar dosis más altas de vitaminas o una variedad diferente en comparación con el grupo más joven, ya que las personas mayores tienden a comer menos y sus dietas diarias por lo general no contienen todas las vitaminas necesarias que el cuerpo necesita.

# *Vitaminas para bebés... ¿Es seguro?*

Desde hace mucho tiempo se ha establecido que la mayoría de los bebés que se alimentan de leche materna realmente tienen una dieta completa y sana y equilibrada y que los padres no tienen que preocuparse por la falta de alimentos.

Sin embargo, en los últimos años, las investigaciones han demostrado que muchas mujeres embarazadas y lactantes no siguen un plan de alimentación completo y saludable para sí mismas, lo que a su vez afecta la salud general del bebé.

En algunos casos puede ser necesario complementar un plan de dieta infantil con vitaminas específicamente identificadas. Bajo ninguna circunstancia se debe alimentar a un bebé con vitaminas de venta libre sin la aprobación de un médico experimentado.

> ## *Para el Bebé*

Algunos bebés pueden necesitar los suplementos de vitamina D si el consumo diario de leche es inferior a 32 onzas de fórmula o leche materna, aunque puede ser un poco más difícil medir la cantidad de leche que se consume si no se expresa en un biberón...

Los bebés prematuros y los bebés que nacen con problemas médicos pueden necesitar la ayuda de suplementos vitamínicos para ayudar en su lucha por mantenerse sanos y crecer en consecuencia.

Esto también es aplicable a la madre que ha tenido problemas médicos previos, por lo que es posible que no pueda proporcionar todas las vitaminas completas y necesarias al feto cuando lleve al niño a término.

Algunas madres que siguen una dieta vegetariana durante el embarazo también pueden necesitar considerar algún tipo de suplemento vitamínico para el bebé en algún momento después de los primeros 6 meses de vida del bebé.

Algunas recomendaciones populares que los médicos pueden sugerir para los bebés incluyen un suplemento de hierro, vitamina D, vitamina B12 y DHA, que es un importante suplemento de omega 3.

Sin embargo, ninguno de ellos debe incorporarse a la dieta de los bebés sin la recomendación específica de un médico y, aun así, sólo debe hacerse después de que se haya llevado a cabo un examen médico exhaustivo...

# Las vitaminas para adultos

La mayoría de los adultos de hoy en día no son capaces de obtener las necesidades nutricionales completas de su plan de dieta diaria debido a una variedad de razones. Incluso si las elecciones más saludables de alimentos se preparan y consumen diariamente, esto no significa necesariamente que se logre la ingesta nutricional óptima.

Esto puede deberse al hecho de que algunos métodos de cultivo y conservación, e incluso los métodos de cocción o preparación, contribuyen a los efectos negativos sobre la integridad del propio producto alimenticio natural, por lo que en el momento en que está listo para el consumo se ha perdido parte de la mayor parte del valor de su contenido original.

Los estilos de vida también afectan a las necesidades nutricionales del organismo, por lo que sólo después de tener en cuenta todos estos factores se puede elegir el suplemento ideal.

> ## *Para los adultos*

Lo ideal es que la dieta diaria contenga todos los grupos de alimentos, como grupos de frutas, grupos de verduras, fuentes de nueces y granos, fuentes de carne y proteínas y grupos de legumbres. Sin embargo, por una u otra razón, casi siempre es imposible crear una dieta equilibrada con todos estos grupos incluidos diariamente.

Decidir tomar dosis de vitaminas como sustituto de una ingesta adecuada de alimentos tampoco es algo a tener en cuenta, ya que esto definitivamente no es adecuado para las necesidades diarias del cuerpo.

Todos los adultos deben tener todas las siguientes vitaminas incluidas en sus planes de dieta diaria:

*Vitamina A* - para la reproducción celular diaria y condiciones inmunitarias óptimas para combatir enfermedades. Esto también es necesario para la formación de algunas hormonas, ayuda en la visión y el crecimiento óseo, manteniendo la salud de la piel, el cabello y las membranas mucosas.

*Vitamina B* - esto es para la producción y mantenimiento de los niveles de energía, la conversión de carbohidratos en fuentes de energía, el funcionamiento óptimo del músculo cardíaco y los sistemas nerviosos.

*Vitamina B2* - importante para el crecimiento del cuerpo y las capacidades de reproducción, junto con el crecimiento de los glóbulos rojos y la liberación de energía de los carbohidratos.

# Vitaminas para personas de mayor edad

Para la persona mayor, crear y mantener un plan de dieta ideal para ese grupo de edad puede ser todo un desafío. Esto se debe a que hay muchos factores conectivos que dictan el bienestar de aquellos en este grupo de edad.

Estos factores pueden incluir el uso de medicamentos para ciertas dolencias, la falta de energía o el interés por preparar comidas nutritivas, especialmente si es para el consumo de una sola persona, la falta de acceso a la compra de productos frescos y las restricciones financieras.

No obstante, se debe considerar seriamente la posibilidad de asegurar que el grupo de personas de la tercera edad intente seguir un plan de dieta que sea equilibrado y nutritivo. Esto se puede hacer con la ayuda de vitaminas para complementar cualquier carencia que se encuentre en el plan de dieta o en el maquillaje médico de la persona.

➢ *Para Ancianos*

Las siguientes son algunas de las vitaminas que idealmente deberían ser consideradas para el consumo de este grupo de edad en particular:

Vitamina D - esta vitamina ayudará al cuerpo a absorber el calcio ya que este grupo de edad es más propenso a contraer osteoporosis. Esta vitamina también ayuda en la lucha contra la mayoría de las enfermedades del corazón, que es algo a lo que este grupo de edad es susceptible.

Todos los diversos tipos de vitamina B - el grupo de personas de la tercera edad a menudo tiene problemas para crear su propio ácido estomacal, que es esencial para poder ayudar a convertir ciertos alimentos en elementos que el cuerpo puede utilizar.

Además de ayudar en esta área, también ayuda a mantener el cerebro en óptimas condiciones para que la pérdida de memoria y otras enfermedades delebitantes del cerebro se mantengan a raya.

*Vitamina K -* esto es especialmente útil para combatir cualquier inicio de la enfermedad de Alzheimer. También ayuda a que la sangre se coagule más eficazmente, ya que la mayoría de las personas de edad avanzada dan fe de que tienen problemas significativos para controlar la hemorragia. En algunos casos, también se ha observado que esta vitamina puede ayudar a mejorar las condiciones de la opteoporosis.

# ¡Cuidado con la sobredosis de vitaminas!

Hay muchas razones por las que las personas tienden a tomar una sobredosis de vitaminas, y en algunos casos ni siquiera se dan cuenta de esta condición hasta que aparece en algún examen médico que es causado por una enfermedad. La sobredosis puede deberse a una serie de razones y la mayoría se debe simplemente a que la persona es descuidada o está mal informada.

Tomar suplementos vitamínicos sin la supervisión médica apropiada tampoco es recomendable ya que algunas vitaminas no reaccionan bien a otros medicamentos que el individuo puede estar tomando para ciertas condiciones médicas.

Tomar estos suplementos vitamínicos puede hacer que los otros medicamentos muten o que al menos se vuelvan ineficaces en el tratamiento de la enfermedad para la que se prescribió el tratamiento.

Esto, por supuesto, podría resultar en una situación muy peligrosa para el individuo. También hay algunas vitaminas que se sabe que eliminan los efectos de otras vitaminas cuando se toman juntas. Seguir la dosis prescrita en el envase también es muy importante para que cualquier desviación pueda resultar en una sobredosis, especialmente cuando se toma extra sólo para compensar las sesiones omitidas.

Otra forma de asegurarse de que el individuo no tiene probabilidades de sufrir una sobredosis de vitaminas es hacerse análisis de sangre periódicos, ya que cualquier elemento negativo aparecerá claramente en los informes elaborados a partir de los restos.

# *Conclusión*

## Conclusión de la reunión

Tomar suplementos vitamínicos simplemente porque es lo que hay que hacer no es razón suficiente para comenzar con este regimiento. También tomar vitaminas sin considerar el estilo de vida general del individuo tampoco es una buena idea.

Para algunos que toman suplementos vitamínicos se hace así, en lugar de la ingesta adecuada de alimentos, y esto tampoco es prudente. Todos estos escenarios pueden y usualmente llevan a que el cuerpo no sea capaz de absorber la vitamina lo suficientemente rápido y así retenerla para posibles complicaciones médicas negativas, o a que se desperdicie, ya que simplemente se elimina del sistema corporal sin usar...

Espero que ahora estés en el camino hacia una mejor comprensión sobre las vitaminas.

Ahora sí, te deseo lo mejor en tus resultados, y recuerda, todo es práctica; no te sirve de nada la teoría sin acción. Lleva a la vida real todo lo que aprendes.

Ahora quiero decirte que tengo un regalo para ti... Quiero compartir contigo un "taller en línea" que en verdad me ha ayudado mucho en mis comienzos, este curso es de "María Cervantes" una gran amiga mia:

(puedes encontrarlo escaneando este código)

Un fuerte abrazo, tu amiga, Jessy!

Por cierto, cuando logres conseguir tus resultados poco a poco, te recomiendo mucho, si deseas aprender mucho más acerca de métodos de bajar de peso, mi libro, sobre "COMO HACER UNA DESINTOXICACIÓN NATURAL COMPLETA", es un libro que estoy segura de que te ayudara mucho en tu camino de la "buena salud". Sin más dilación, puedes encontrarlo en el buscador de Amazon, como: "Como hacer una desintoxicación natural completa" ó buscando mi nombre, como: "Jessy M. Brown"... Una vez más te deseo éxito en tus resultados!